acquin.

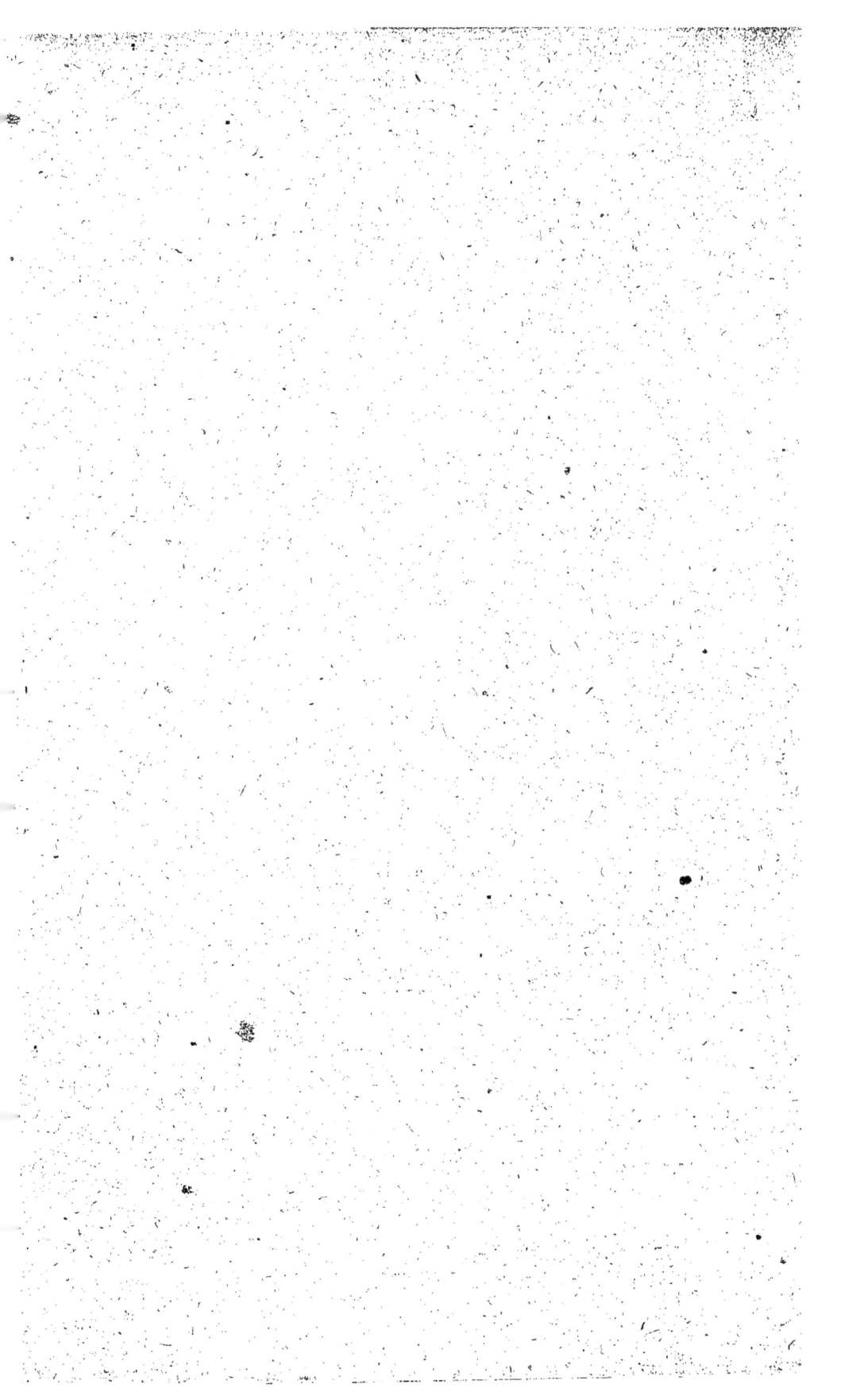

NOTICE

SUR LE

CHOLÉRA-MORBUS.

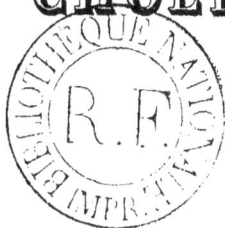

VALENCE,

IMPRIMERIE DE J.-F. JOLAND, IMPRIMEUR-LIBRAIRE. — 1832.

NOTICE

SUR LE

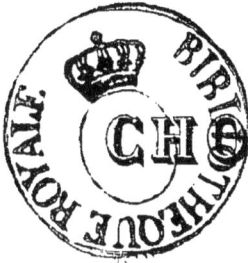

CHOLÉRA-MORBUS.

————→→•→•→⪢✳⪡←•←•←————

Oɴ parle beaucoup du Choléra-Morbus, et plusieurs
questions controversées s'agitent sur cette maladie
sans en avoir d'autres connaissances que celles qui
nous parviennent par des relations étrangères, qui
la décrivent plutôt par le nombre des victimes que
ce fléau a immolées dans tous les pays qu'il a par-
courus, que par les phénomènes pathologiques plus
ou moins fâcheux qui le caractérisent. Si je me
permets de dire un mot sur un pareil sujet, c'est
moins par les observations que j'ai pu faire auprès
des malades que j'ai traités du choléra, que par
rapport aux relations qui m'attachent à différentes
commissions de santé tant en France que dans les
pays étrangers où il a sévi, et qui se sont occupées
d'une manière toute particulière de cette maladie
depuis son invasion.

Le choléra-morbus a fait un nombre considérable
de victimes depuis le moment de son apparition.
D'abord en Orient, où il se manifesta comme épi-

démie, sur les bords du Gange en 1817. Pendant les années suivantes, les ravages s'étendirent dans tout l'Indoustan, pénétrèrent dans l'île de Ceylan, en Perse, en Syrie, dans les environs de la mer Caspienne, et déjà en 1824 il avait parcouru l'empire russe où il s'est montré de nouveau en 1829 et 1830, de là passa dans l'Astracan et la ville d'Orembourg, et enfin dans la Pologne, l'Allemagne et l'Angleterre où il a sévi moins rigoureusement, parce que ces nations, plus civilisées, ont cherché à éloigner la plupart des causes inhérentes à la maladie. Ainsi on l'a réduite à une bien moindre intensité et l'on a compté moins de victimes.

Si dans son principe le choléra s'est annoncé ou plutôt a paru à quelques-uns épidémique et parfois contagieux, cela ne peut provenir que d'un concours de circonstances étrangères à cette maladie, circonstances qui n'ont pas été bien observées d'abord ; mais mieux apprécié plus tard dans les causes et les symptômes, le choléra a été plus facilement combattu par les secours de l'art ; de telle sorte que, réduit à sa nature normale, il n'est plus regardé aujourd'hui comme un fléau grave pour l'espèce humaine.

Dans sa séance du 25 octobre dernier, l'Académie a entendu la lecture d'une lettre fort intéressante écrite de Berlin par M. le docteur Horn, qui assure que le choléra ne sévit point dans cette ville avec autant de fureur que le bruit s'en était répandu. Il n'atteint guère par jour que 35 ou 40 individus, et chez la plupart d'entre eux il existe des circonstances qui font présumer qu'avec quelques précautions ils auraient pu éviter d'en être frappés.

« Les symptômes précurseurs ordinaires de cette maladie sont, dit-il, la faiblesse, le tremblement et les sentiments de brisement des membres ; un mal de tête violent, le vertige, l'assoupissement et le manque d'appétit. L'inquiétude, l'anxiété, l'insomnie, les palpitations de cœur, une pesanteur au creux de l'estomac. Les frissons et la chaleur se succèdent alternativement, et sont accompagnés d'une sueur froide ; en même temps ou peu après, on entend des borborygmes (vents) continuels dans le bas-ventre qui devient enflé. Ces borborygmes sont accompagnés de nausées, d'engouements violents et d'un sentiment de surcharge et de satiété de l'estomac. »

« L'apparition du choléra est subite ; il se déclare par des selles nombreuses et puissantes ; celles-ci sont aqueuses, abondantes, semblables au petit-lait et excitent une vive démangeaison à l'anus ; par des vomissements d'une matière semblable, le plus souvent blanchâtre, sans odeur ni saveur et mêlée à de gros morceaux de pituite. Le cholérique ne rend que rarement de la bile. La respiration devient en même temps plus pénible, elle est accompagnée d'une grande anxiété, d'angoisses et d'un sentiment de constriction du creux de l'estomac, interrompu par des soupirs. La douleur et la chaleur se succèdent alternativement dans le bas-ventre et l'envie d'aller à la selle et de vomir va en augmentant. Le malade ne rend que peu d'urine; la soif devient inextinguible, et il éprouve le plus vif désir de boire de l'eau froide, pour diminuer, autant que possible, l'ardeur qu'il ressent au creux de l'estomac. L'inquiétude augmente tellement, qu'il n'a pas le moindre repos, et change continuellement de situation. La bouche devient sèche, la langue bleuâtre, les extrémités deviennent froides. On y ressent d'abord des douleurs, des tiraillements, suivis de crampes et de spasmes violents, surtout aux doigts, aux orteils et aux mollets. Ces spasmes s'étendent ensuite au bas-ventre, aux lombes et à la partie inférieure de la poitrine; le pouls devient petit et l'on a quelquefois de la peine à le sentir; les yeux sont fixes, rouges, *vitrés*, se retirent dans les orbites, et sont entourés d'un cercle d'une couleur obscure. La faiblesse et le dépérissement augmentent d'une manière rapide; le visage, qui est devenu décharné, exprime la tristesse et la crainte de la mort. Enfin, comme l'a si bien exprimé M. Magendie, après un auteur anglais, le choléra cadavérise celui qui en est atteint.

La marche du choléra épidémique est extrêmement rapide, de sorte que le sort du cholérique est ordinairement décidé dans les premières vingt-quatre heures depuis son apparition. Quelques malades succombent parfois dans les sept, dix ou douze heures ; la maladie ne dure guère plus de deux jours, et si ces deux jours sont passés, on peut espérer que la guérison surviendra, ce qui a lieu ordinairement en peu de temps.

Le phénomène le plus remarquable est un grand trouble de la circulation; si l'on tire du sang il est noir et épais. Le cœur, dans la période grave de la maladie, ne bat que douze à treize fois par minute quand le malade est couché ; et lorsqu'il est mis sur son séant, presque toujours les contractions du cœur cessent et la syncope et quelquefois la mort arrivent aussitôt.

Si le froid de la surface du corps va jusqu'à l'engourdissement, qu'il se communique au creux de l'estomac ou à la langue, que le corps se couvre d'une sueur froide, que la peau des doigts et des orteils se ride, que les douleurs cessent subitement, que les spasmes fassent place à un état de paralysie, que malgré les signes d'une amélioration apparente, le malade perde toute sensibilité et connaissance, que des taches bleues se manifestent au visage et aux extrémités, la mort est certaine. Mais si, avant que les spasmes ne se soient montrés, le malade rend, par le haut et par le bas, des liquides aqueux, une petite quantité de bile, et que le froid des extrémités n'augmente pas, on peut espérer de le sauver.

Quelques auteurs français ont défini le choléra-

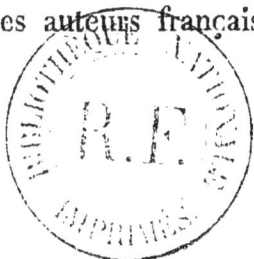

morbus : « Maladie caractérisée par des vomissements
et des déjections fréquentes et douloureuses de bile,
avec crampes aux mollets, anxiété générale, altéra-
tion profonde de la physionomie, syncopes et mouve-
ments convulsifs. » Mais il est à observer que ces
accidents se montrent plus fréquemment quand la
maladie s'offre d'une manière régulière dès le principe de son invasion chez des sujets irritables , et
sans épidémie : alors la maladie est rarement mor-
telle.

Peut-être en France ne devons-nous pas craindre
la présence d'un pareil fléau, cependant je ne crois
pas inutile de signaler les principales causes qui ont
été remarquées comme les plus capables d'en ame-
ner le développement. Ces détails ont été fournis
par des médecins qui ont été témoins des ravages
que le choléra a occasionnés en Russie, en Pologne,
en Angleterre et récemment à Berlin, et chacun peut
les étudier d'avance afin d'opposer à la maladie une
résistance précoce, si jamais elle nous menaçait.

Les causes qui ont été reconnues les plus ordinaires du choléra-morbus parmi tant d'autres, sont
les vives passions de l'ame, la misère, les excès dans
le régime en trop ou en trop peu, les lieux d'habi-
tation froids, humides ou malpropres, le refroidissement du corps, surtout pendant la nuit ; l'exercice
forcé de l'esprit et du corps ; la peur, la crainte et
tout ce qui peut irriter le système nerveux ; la manière de s'habiller qui doit toujours être selon la

température et non selon la saison. Mais c'est surtout l'air humide et froid; les plaines et pays marécageux, fangeux, où les eaux sont croupissantes; l'usage de certains bleds avariés ou d'autres comestibles de première nécessité apportés de loin par mer ou autrement; certains aliments qui ne servent qu'à débiliter ou irriter les organes gastriques, à causer des coliques, à donner la diarrhée, tels que le poisson, les salaisons, les riz mal récoltés, etc., qui ont été reconnus dans quelques villes et ports de mer, comme les principales causes productrices du choléra.

Les médecins de ces pays recommandent, pour se préserver de ce fléau dévastateur, de fuir les lieux froids, humides et malsains; ceux où l'on soupçonne des exhalaisons putrides causées par des matières animales ou végétales encombrées; d'éviter les excès en toutes choses ; de réparer les forces perdues par une nourriture saine, bien préparée et prise régulièrement ; de mettre les pieds et les jambes à couvert du froid et de l'humidité qui disposent aux coliques, aux diarrhées ; de craindre les indigestions qui troublent les fonctions de l'estomac, causent des vomissements, des angoisses, des vertiges, du malaise, des étourdissements, des anxiétés, et un tel abattement des forces du corps et de l'esprit que le malade en périt promptement.

D'autres médecins conseillent de porter des gilets de flanelle à nu qui facilitent une transpiration insensible; et sur le bas-ventre une ceinture de laine ou de coton, pour maintenir ces organes dans une douce température. Ils prescrivent de manger peu à la fois et de rougir son eau avec peu de vin ou quelqu'autre liqueur tonique, de rejeter les aliments irritants, crus ou âcres, ainsi que toutes les autres substances qui ont ces qualités.

Ils recommandent de ne pas habiter des rues étroites, les rez-de-chaussée d'ordinaire froids et humides, des appartements où l'air ne circule que difficilement; de fuir l'encombrement de matières en fermentation dans les basses-cours, les allées, les corridors, etc., qui sont autant de causes capables de développer la maladie qui nous occupe.

Les habitants de la campagne doivent surtout éviter d'entrer à jeûn dans leurs étables et les lieux où ils enferment leurs bestiaux, où il existe continuellement une fermentation putride qui s'exhale des fumiers qu'on y entasse chaque jour.

J'ajouterai à ces recommandations celles que viennent de publier MM. Pariset, Esquirol, baron Desgenettes, Marc, etc., dans un ouvrage récent sur l'objet, et qui sont en quelque sorte le résumé des détails qu'on vient de lire. Ces précautions sont :

1º Ne penser à la maladie qu'autant qu'il le faut pour ne pas négliger les préservatifs; éviter surtout les inquiétudes, les craintes exagérées et sans fondement.

2º Apporter le plus grand soin à la salubrité de

l'appartement et de la maison que l'on habite ; avoir soin de renouveler l'air chez soi une fois par jour ; y tenir la plus grande propreté.

5º Éviter toute occasion de refroidissement.

4º Avoir une vie active, en évitant les grandes fatigues, et surtout une trop forte contention d'esprit.

5º Se tenir soi-même dans la plus grande propreté, faire usage de bains et de frictions journalières.

6º Une grande sobriété ; se nourrir surtout de viandes bien cuites ou rôties, de légumes secs en purée, éviter tout ce qui, par une disposition particulière de l'estomac, occasionne des maladies ; éviter surtout l'abus des liqueurs fortes et d'en prendre jamais à jeûn.

Maintenant si nous empruntons quelques expressions aux différents rapports des médecins qui ont été envoyés en Pologne par le gouvernement, ils nous apprendront que la misère et la situation malheureuse des habitants, ont puissamment contribué au développement du choléra ; que dans tous les pays du Nord où il a sévi, ces causes ont été considérées comme manifestes. Le docteur Brière de Boismont s'exprime ainsi à cet égard : « Le 10 avril seulement, après un engagement entre les Polonais et les Russes, le choléra paraît avoir pénétré en Pologne, où il dit avoir vu dans l'hôpital beaucoup de malades évidemment atteints de la contagion ; mais que les médecins ne la regardent telle que dans quel-

ques circonstances rares. L'un d'eux, dit ce médecin, âgé de 40 ans, lui raconte avoir dormi toute
la nuit sans éprouver la moindre incommodité; il
n'avait fait aucun excès; la veille seulement, il avait
bu de l'eau bourbeuse, ainsi que cela lui était arrivé
bien des fois. A la pointe du jour il s'était éveillé
avec un sentiment de malaise général, de la faiblesse
et des étourdissements. Bientôt il était survenu des
nausées, des vomissements, des évacuations blan-
châtres semblables à de l'eau. A peine ce malheu-
reux avait-il achevé son récit qu'il pousse des cris
lamentables arrachés par des crampes douloureuses;
ses traits se décomposent, le pouls devient insensible et toute l'habitude du corps se refroidit. Après
quelques minutes de repos il survient un nouvel
accès. Le malade pousse de nouveaux cris déchi-
rants, s'agite dans son lit, demande sans cesse à
boire; ses traits s'altèrent de plus en plus, il tombe
dans une profonde prostration, et succombe après
quatre heures de maladie. »

« Si le choléra-morbus a fait de grands ravages
à St.-Pétersbourg, dit le même auteur, et dans les
autres localités où la mortalité était effrayante, il
faut en attribuer la cause à la nature du terrain et
à la constitution des habitants, à la misère et à la
malpropreté des lieux et des individus. Quand il
pénètre dans un pays, le choléra attaque d'abord
les personnes faibles, celles qui ont un organe malade, celles dont la constitution détériorée par les

excès ou les privations ne peut résister à la violence
de la maladie. Delà, le grand nombre de victimes
que l'on remarque à son début. Mais la masse des
morts diminue au bout de quelques jours, et bientôt le choléra paraît beaucoup moins redoutable et
rebelle à nos moyens de traitement. Si dans quelques
contrées il a sévi jusqu'à la fin avec une égale fureur, on a pu expliquer cette exception par l'encombrement, la malpropreté, l'humidité des habitations et surtout par la terreur qui s'était emparée
des habitants et qui les disposait à recevoir, sans dé-
fense, le germe de la maladie. Les secours de l'art
ont donc paru souvent contribuer au rétablissement
dans des cas assez graves, pour faire croire que le
malade abandonné à lui-même eût succombé.

Le choléra ne s'est jamais montré épidémique encore moins contagieux avant 1816 ; mais une réu-
nion de causes plus ou moins connues, soit morales
ou physiques, soit générales ou locales ont puissamment contribué au développement de ce fléau. Ajou-
tons qu'une prédisposition des sujets y a contribué
dans quelques cas, et ceci est d'autant plus probable,
que M. Magendie, qui vient de présenter à l'Académie des Sciences quelques observations sur le
choléra-morbus qui règne à Sunderland, s'exprime
ainsi : « La ville compte à peu près 40,000 ames.
Elle est divisée en trois quartiers ou paroisses ; deux
sont situées sur une élévation, et une troisième ap-
pelée spécialement la paroisse de Sunderland, dans

une excavation qui borde la rivière du Ware. Les
deux premiers quartiers, bien bâtis, bien aérés,
sont habités par les gens riches, et le troisième par
la classe pauvre. Cette dernière paroisse est entourée
au nord, au sud et à l'est par des hauteurs; elle
réunit toutes les conditions d'insalubrité, aussi est-
ce là que la maladie a pris naissance et qu'elle se
tient confinée. » M. Magendie a trouvé dans ce fait
une circonstance fort rassurante pour la France, où
l'hygiène publique est un peu mieux observée.

« La troisième paroisse contient environ 17,000
habitants, sur lesquels il y a 14,000 pauvres. Les
rues du quartier sont étroites, mal aérées, mal é-
clairées ; les habitations offrent un aspect dégoûtant ;
elles se composent de petites chambres de dix pieds
carrés sur 6 à 7 pieds de haut, dans lesquelles se
loge tout une famille, et où elle fait sa cuisine, boit,
mange, se couche et satisfait à tous ses besoins. Les
miasmes les plus infects joints à une fumée épaisse
de charbon de terre, empêchent d'y voir et d'y res-
pirer. En plein jour, même avec une lampe, il est
difficile d'y voir assez pour reconnaître les malades
autrement que par le froid de leur corps. »

« Il n'y a point de fosses d'aisances dans ces
habitations, les matières sont jetées sur les toits,
dans les rues; elles s'amassent en grande quantité
au bord de la rivière, et forment, avec le Ware,
un foyer d'infection perpétuel. Aussi des médecins
du pays, hommes fort éclairés, ont-ils affirmé qu'il

y avait chaque année, dans ce quartier, des épidé-
mies de typhus, de dyssenterie, de fièvres graves,
de rougeole, de scarlatine, etc. Quoiqu'on n'ait pas
cerné ce quartier, qu'on ne l'ait assujetti au de-
dans de la ville à aucune mesure sanitaire, la maladie n'en a presque jamais franchi les limites. »

En Pologne, on ne croit plus à la contagion, et
il est bien prouvé que cette maladie y avait été observée avant l'arrivée des Russes. Sur cent individus
attachés aux hôpitaux de Varsovie, un seul a été
atteint du choléra, encore existait-il chez lui des
causes prédisposantes. Les médecins, les infirmiers
et les gardes-malades en ont été très-rarement atta-
qués, et presque toujours on a pu attribuer la cause du
du mal à des écarts de régime ou à des imprudences.
Le choléra n'est donc que très-difficilement contagieux, et il faut un concours tout particulier de circonstances pour qu'il soit transmis d'individu à individu, dit le docteur Horn.

Il est donc bien démontré maintenant que le choléra ne sévit plus comme dans le principe de son
développement, parce que partout on a cherché à
éloigner les causes de tous genres qui aidaient à le
produire; soit par les lois sur la salubrité publique,
soit par celles de l'hygiène; car il est à remarquer
que le choléra, une fois déclaré, s'attache à l'espèce
humaine qu'il poursuit partout, et qu'il devient un
foyer d'émanations miasmatiques que nous devons
éviter et fuir. Au reste, le choléra qui s'est répandu

en Europe diffère bien autrement de celui qui a sévi si rigoureusement en Asie, qui portait avec lui un germe pestilentiel.

Il est certain que toutes les salutaires raisons des médecins philanthropes qui ont vu, observé et combattu sur les lieux le fléau qui nous menace, sont bien propres à nous rassurer sur nos craintes et ses dangers. Ne nous inquiétons point d'avance et vivons dans la sécurité, s'il est possible, car nous avons des maux plus réels à combattre et plus difficiles à vaincre. Le choléra est sans contredit la plus cruelle des maladies ; mais réduit à ses véritables éléments, il est rarement mortel. C'est ce que j'ai voulu faire connaître par ces observations, heureux si elles contribuent à calmer les inquiétudes qui se sont généralisées par la crainte de cette maladie.

JACQUIN,

Médecin à Valence.

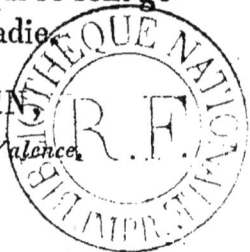

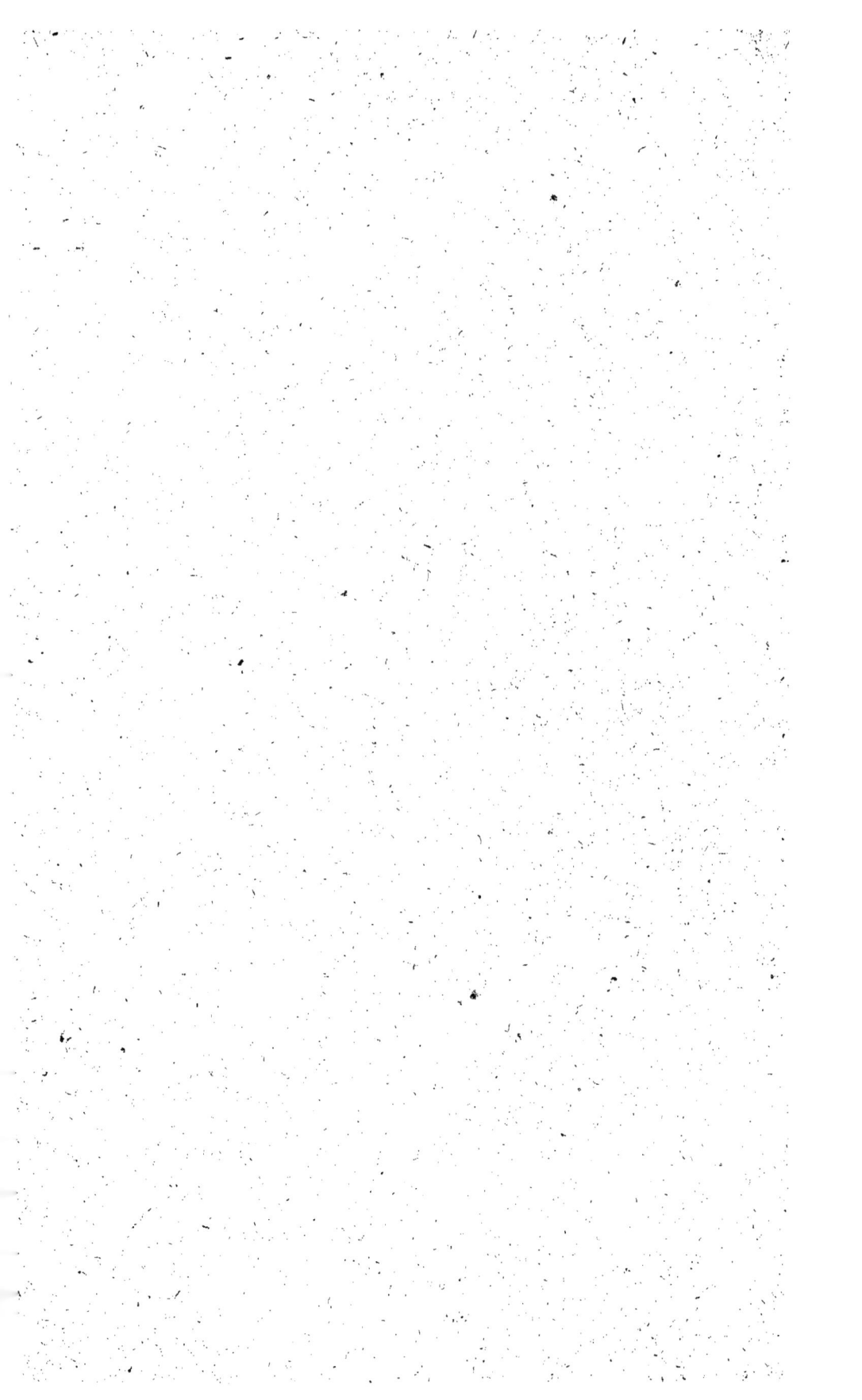